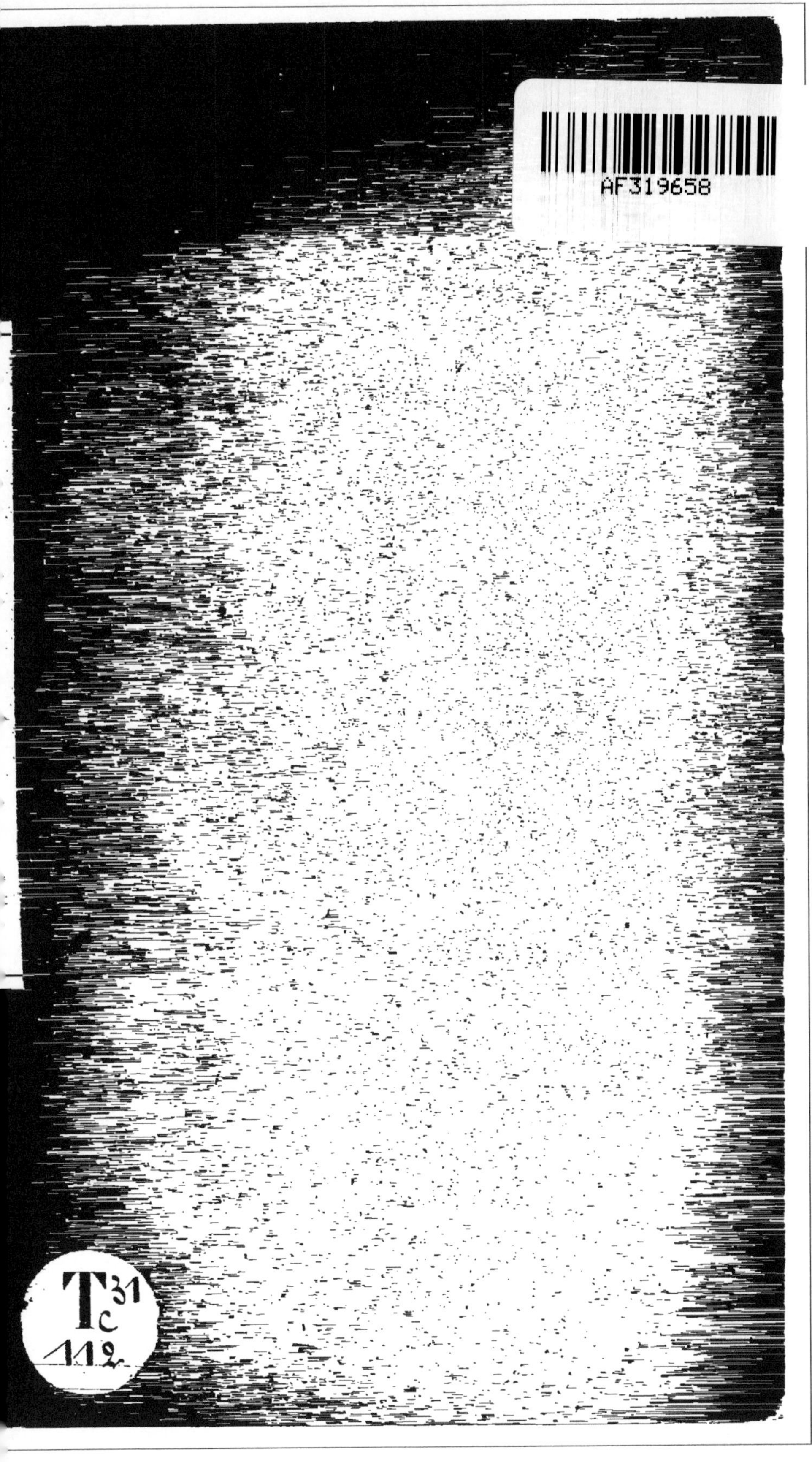
AF319658
T 31
c
112

31
T_c 112.

L'HYGIÈNE

DES NOUVEAU-NÉS,

CONSIDÉRÉE

DANS SES RAPPORTS AVEC LE DÉVELOPPEMENT PHYSIQUE ET MORAL

DES INDIVIDUS,

AU POINT DE VUE DE L'AMÉLIORATION DE L'ESPÈCE,

LU A LA SOCIÉTÉ DE MÉDECINE PRATIQUE DANS LA SÉANCE DU 4 NOVEMBRE 1858,

PAR LE DOCTEUR A. CARON,

MÉDECIN DES PRISONS DE LA SEINE,
DU SIXIÈME DISPENSAIRE DE LA SOCIÉTÉ PHILANTHROPIQUE,
EX-MÉDECIN DES BUREAUX DE BIENFAISANCE,
MEMBRE DE LA SOCIÉTÉ DE MÉDECINE PRATIQUE DE PARIS,
DE PLUSIEURS SOCIÉTÉS MÉDICALES ET SCIENTIFIQUES ÉTRANGÈRES, ETC.

———————

PARIS

TYPOGRAPHIE DE HENRI PLON,

IMPRIMEUR DE L'EMPEREUR,

8, RUE GARANCIÈRE.

1858

L'HYGIÈNE DES NOUVEAU-NÉS.

Dans un moment où le chef de l'État s'applique avec une infatigable persévérance à la réalisation des plus importants problèmes d'économie politique, où sa générosité tutélaire cherche à s'étendre à toutes les classes de la société, alors aussi que nous voyons la bienveillante sollicitude de l'Impératrice s'inspirer des conceptions les plus sublimes pour tâcher de diminuer la misère de chaque âge, ne peut-on véritablement s'étonner de voir passer inaperçue l'étude d'un des plus importants problèmes, celui dont la solution simplifierait bien des difficultés?

Qui oserait, en effet, se refuser à admettre que la constitution physique et morale des individus ne dépende de la manière toute spéciale dont les fonctions physiologiques se sont accomplies et régularisées chez les nouveau-nés, à leur sortie du sein de la mère?

Mens sana, in corpore sano, a dit Tissot dans son *Traité de la santé.* Ainsi donc, veiller avec sollicitude à l'éducation du premier âge, c'est donner à l'homme cette activité, cette intelligence qui font la richesse d'un pays et la gloire d'une nation.

C'est le soustraire aux causes maladives qui entravent son développement physique, dépriment ses facultés, et le conduisent prématurément aux infirmités, à la vieillesse.

Si l'on consulte à ce sujet le tableau des naissances et des décès, ou est immédiatement frappé du nombre considérable d'enfants qui succombent dans les premières années de la vie. Ce qui n'est pas moins digne d'éveiller la sollicitude du législateur et des médecins, c'est la proportion considérable de ceux qui reviennent de nourrice avec tous les symptômes pathognomoniques du rachitisme et de la scrofule, et trop communément avec le germe d'affections tuberculeuses qui, dans l'avenir, continueront à décimer les plus jeunes enfants, sous le nom de carreau, d'entérites tuberculeuses aiguës ou chroniques, tandis que les adultes seront enlevés par la phthisie pulmonaire.

Je ferai encore remarquer que dans cette énumération des maladies auxquelles se trouvent exposés les nouveau-nés, je ne tiens pas compte des affections spécifiques plus ou moins contagieuses dont ils auront pu prendre le germe par l'usage journalier d'un lait profondément contaminé.

Ces questions ont de tout temps préoccupé les médecins; et, chose vraiment étrange, c'est que depuis nombre d'années, la multitude de travaux, de mémoires qui se sont produits, n'ont pas le moins du monde réussi à modifier l'état actuel des choses. Il se passe peu de jours, peut-être, où les médecins ne soient appelés à constater les tristes résultats de cette éducation routinière, où ils ne soient même mis en demeure de se prononcer sur les mesures à prendre au sujet de ces malheureuses nourrices. On peut même assurer que sans cette officieuse intervention de leur part, on verrait se multiplier les scènes les plus scandaleuses, les procès les plus honteux.

Il suffit, en effet, de réfléchir à la manière dont se fait l'éducation des mères et des nourrices à gages, pour comprendre combien est grande leur ignorance des plus simples notions d'hygiène, pour apprécier leur indifférence et juger des résultats auxquels on doit inévitablement arriver.

Les nombreuses observations que depuis plus de quinze années j'ai été à même de recueillir, tant dans les services d'hôpitaux que dans celui des prisons, du bureau de bienfaisance et du dispensaire de la Société philanthropique, m'autorisent à poser en principe que la cause d'un pareil état de choses dépend essentiellement du mode d'alimentation auquel sont soumis les enfants pendant les premiers mois de leur existence.

Depuis Hippocrate jusqu'à nous, tous les auteurs qui se sont spécialement occupés de l'étude des maladies scrofuleuses et tuberculeuses ont constamment cherché à rattacher leur développement aux conditions atmosphériques ou hygiéniques de telle ou telle localité, aux qualités plus ou moins délétères des eaux employées pour l'alimentation des individus; d'autres, enfin, aux propriétés particulières de certains aliments indigestes ou de mauvaise qualité.

Je me garderai bien de chercher à réfuter l'une ou l'autre de ces assertions, qui, de loin ou de près, se rattachent évidemment à l'évolution de ces affections. Je vais même plus loin, et je n'hésite pas à affirmer que la cause d'un pareil état de choses trouve sa raison d'être dans cette alimentation intempestive, trop abondante chez de jeunes sujets dont les organes ne sont point encore arrivés à leur développement complet.

Dans de semblables conditions, ces principes alimentaires sont confiés à des estomacs incapables de les digérer; il en résulte une sorte de fermentation acide, un chyle imparfait, qui porte aux organes trop faibles une excitation incompatible avec les actes physiologiques : aussi voit-on bientôt surgir les différentes manifestations morbides communément confondues sous le nom d'inflammation, les engorgements glandulaires du mésentère et de la région cervicale, tout le cortége, en un mot, des maladies lymphatiques ou scrofuleuses.

Qui ne sait qu'aujourd'hui l'éducation des nourrices ne repose sur aucune donnée scientifique rationnelle, ou plutôt est complétement nulle; que l'instinct et la routine sont les seuls guides auxquels le commérage des femmes vient trop souvent donner une sorte de consécration? Ceci est fâcheux et presque honteux à dire, mais c'est l'exacte vérité.

Et pour n'en citer qu'un exemple entre tant d'autres, quel est le praticien qui n'ait été mille fois à même de faire la remarque de cette coupable facilité avec laquelle les nourrices, même les plus intelligentes, les mieux intentionnées, présentent le sein à leur nourrisson?

L'enfant se réveille; son maillot est souillé des déjections naturelles après une nuit des plus paisibles; son premier cri est pour témoigner de la gêne qu'il éprouve dans cette humidité. Vous croyez peut-être que la nourrice va commencer par le nettoyer; non, son premier mouvement, dans l'intention de faire cesser ses cris, sera de lui donner à teter, puis elle pensera à le nettoyer; mais comme cette opération n'a rien de plaisant pour ce petit être, l'impatiente et le contrarie essentiellement, on l'apaise en lui donnant de nouveau à boire. Sa toilette terminée, un pli de ses vêtements, une épingle, ou toute autre cause produisant une contrainte quelconque à la liberté de ses mouvements, l'enfant ne saura témoigner du malaise que par de nouveaux cris; nouvelle occasion pour la nourrice de rendre à l'enfant un sein dont le lait n'a point eu le temps de s'élaborer. Elle vient ainsi, de propos délibéré, accumuler dans l'estomac de son élève une quantité disproportionnée de principes alimentaires, dont l'enfant ne manque pas de se débarrasser par le vomissement, nouvelle circonstance qui ne contribue pas moins encore à l'irriter et à lui arracher des cris, auxquels la nourrice ne trouve d'autre remède que dans une nouvelle et perpétuelle présentation du sein.

En bonne conscience, l'estomac le plus robuste ne saurait y résister ; aussi voit-on ces pauvres enfants sous le coup d'indigestions permanentes, s'étioler de jour en jour et contracter une prédisposition évidente à la production de toutes les affections particulières à cet âge, tout en étant, en apparence, dans les meilleures conditions, c'est-à-dire confiés aux soins d'une nourrice pourvue de belles mamelles, jouissant elle-même de tous les attributs que l'on recherche chez les femmes de ces conditions. N'est-il pas aussi trop commun, dans ces circonstances, de voir les familles, ignorantes elles-mêmes, s'en prendre au défaut de soins de la nourrice, à son indifférence, et lui reprocher de laisser leur enfant mourir de faim ? Illusion trop décevante, qui ne sert qu'à précipiter la ruine de ces chétives créatures.

Mais comment voudriez-vous donc qu'il en fût autrement, dans l'état actuel de notre éducation?

La jeune femme, la mère de famille, trouve-t-elle quelque part les notions élémentaires d'hygiène susceptibles de la guider dans la mission qu'elle se fait un devoir et tout à la fois une joie de remplir ? Existe-t-il un traité pratique assez simple et concis sur les soins à donner aux enfants pendant les premiers mois de la vie ?

Les femmes de la campagne qui se destinent au métier de nourrice reçoivent-elles les moindres notions d'hygiène appliquée à l'éducation des jeunes enfants? Nulle part ; et pour les tirer d'embarras quand elles s'y trouvent, elles n'ont de ressources que dans les conseils de personnes tout aussi inexpérimentées qu'elles. Je le demande, est-il moral, est-il vraiment humain de persévérer dans une pareille voie?

Si donc il a déjà paru si légitime à l'administration supérieure, dans le but de remédier à une partie de ces inconvénients, d'imposer à chaque fille ou femme venant à Paris chercher un nourrisson, l'obligation de fournir un certificat de bonne vie et mœurs, spécifiant plus ou moins rigoureusement les qualités physiques que l'on est convenu d'attribuer aux meilleures nourrices , énumérant à tort ou à raison les services antérieurs qu'elles ont pu rendre dans les familles où elles ont déjà rempli les mêmes fonctions, on n'hésitera plus, je l'espère, à reconnaître l'importance qui résulterait d'un service organisé sur une plus vaste échelle , et qui se proposerait :

1° De rechercher avec une plus minutieuse attention les qualités physiques nécessaires ;

2° De découvrir les moindres traces des affections spécifiques que l'on s'attache à dissimuler ;

3° Enfin , d'enseigner aux nourrices les notions d'hygiène si indispensables qui constituent , à vrai dire , le code d'éducation maternelle.

Serait-ce donc chose bien difficile que de rédiger une sorte de traité élémentaire par demandes et par réponses, conçu en termes clairs et précis, fournissant les indications les plus générales et les plus essentielles , laissant aux praticiens le soin et la faculté de les commenter, voire même de les interpréter, suivant les exigences des cas et des localités ?

En réglementant ainsi cette profession , devenue aujourd'hui beaucoup trop mercenaire, on remédierait à une foule d'inconvénients , on arriverait à faire cesser ces contestations qui tendent malheureusement trop à se multiplier. Ce serait certainement là le moyen d'éviter toutes ces déceptions aux familles qui, trop confiantes, se laissent prendre aux pompeuses promesses de ces mères improvisées avec la plus légère indifférence.

En définitive, la santé humaine est-elle donc moins intéressante que celle des animaux et des plantes? A chaque pas vous voyez se développer la sollicitude des économistes; il n'est pas de sacrifices qu'ils ne fassent pour encourager les horticulteurs qui s'appliquent à faire produire au sol les plus beaux fruits, les plus belles plantes. Des concours s'organisent de toutes parts pour récompenser les nourrisseurs d'animaux qui amènent sur vos marchés les élèves les plus gras, les plus productifs, tandis que pour l'espèce humaine on ne trouve aucune mesure, aucune organisation qui sauvegarde son développement et qui favorise l'amélioration de l'espèce.

En cherchant ainsi à multiplier les considérations qui pourraient amener à ces résultats en faveur de l'homme, on pourrait peut-être penser que j'ai la prétention de faire l'apologie de ces exhibitions dont le nouveau monde a cherché à nous donner le spectacle.

Tel n'est pas mon avis; ce système ne saurait trouver de sympathie dans nos pays, dans l'état actuel de nos mœurs et de notre civilisation; il en trouvera bien moins encore quand j'aurai démontré que la·santé de l'homme en particulier est loin de dépendre du volume des muscles et du degré de développement du tissu cellulaire; et que pour le cas particulier dont il s'agit, cet embonpoint, qui plait tant aux gens du monde chez l'enfant à sa naissance, ne trompe que bien rarement le pronostic du vrai médecin praticien.

Mais si ce moyen ne peut contribuer à la réalisation des améliorations que nous réclamons en faveur de l'espèce humaine, ne peut-on donc se contenter du stimulant des simples primes d'encouragement? Déjà nous les avons vues, dans des circonstances analogues, produire les meilleurs résultats; témoin la vaccine, qui doit en partie sa vulgarisation à l'institution de ces faibles primes pécuniaires offertes à la sollicitude et au dévouement des mères de famille. Elles ont souvent réveillé le zèle des plus in-différentes ; d'autres fois elles ont excité la cupidité des plus in-crédules. Peu importe la raison déterminante, le principal , en pareille matière, est d'arriver au but.

En vérité , il me semble que rien ne serait plus aisé que de créer un comité d'hygiène appliqué à cette partie de l'éducation physique de l'homme. Ce comité pourrait être composé d'hommes spéciaux qui veilleraient à l'organisation des bureaux de nour-rices , à la réglementation administrative de ce service. Ces hommes auraient pour devoir de surveiller les conditions d'admis-sibilité des femmes, etc. ; et à côté de ces fonctions purement administratives s'élèverait un service médical destiné à pourvoir aux exigences des conditions médico-légales dont nous avons parlé plus haut. Les membres de ce comité seraient chargés d'instruire les femmes qui se présenteraient comme nourrices, de leur donner des leçons théoriques et pratiques sur les devoirs de leur nouvelle condition; et certes , ce ne serait pas le moindre service rendu à l'humanité et à ces femmes en particulier. Leur tâche deviendrait peut-être plus simple et plus facile, mais à coup sûr elles gagneraient dans l'opinion générale.

A ce propos, nous dirons qu'il est un établissement philanthro-pique essentiellement moral , qui se prêterait admirablement au projet que nous indiquons; je veux parler des crèches. Ces insti-tutions éminemment utiles, qui jusqu'à ce jour n'ont pas encore produit tout le bien qu'elles sont en mesure de faire, devien-draient, dans ce cas, des écoles d'application essentiellement pra-tiques; elles seraient des écoles d'éducation maternelle et de perfectionnement. Au lieu de continuer à rester de simples mai-sons de dépôt où s'abritent souvent l'impuissance ou l'ignorance de certaines mères, la négligence et la paresse d'un plus grand nombre peut-être, ces établissements s'ouvriraient à l'éducation

des jeunes femmes , des mères de famille , à la glorification des
personnes charitables qui se dévouent elles-mêmes à l'éducation
de tout jeunes enfants. Ils deviendraient pour les femmes le lieu
où elles perfectionneraient leur instruction des devoirs maternels.

Comme les jeunes gens qui se préparent à la carrière médicale
fréquentent les hôpitaux pour y étudier toutes les maladies , de
même les jeunes femmes, les nourrices, et toutes celles qui veu-
lent remplir ces humbles mais utiles fonctions, pourraient chaque
jour hanter ces établissements et s'y éclairer des lumières qui ,
trop communément jusqu'à ce jour , ont fait défaut dans l'éducation de la femme.

Enfin, les travaux de ce comité devraient naturellement se cen-
traliser par des rapports mensuels ou trimestriels, suivant l'importance des sujets d'étude.

Si les mesures que je propose paraissaient dignes d'attirer
l'attention de l'autorité supérieure, si elles étaient encouragées
par l'approbation des praticiens, combien il serait simple d'arriver à ces améliorations! Les médecins attachés aux crèches de la
localité pourvoiraient aux exigences de celles qui en sont pour-
vues. Dans les communes ou cantons où ces établissements font
défaut, il serait facile d'instituer les médecins en comités chargés
de veiller à l'instruction spéciale des nourrices et des mères.

Je n'hésite pas à penser que si une pareille institution trouvait
l'appui de l'administration , l'approbation du corps médical appelé à en favoriser le fonctionnement, on arriverait, dans un
court espace de temps, à faire disparaître cette lacune , cette
plaie de la société, l'éducation routinière des nourrices ; elle sau-
vegarderait les intérêts généraux et privés des familles, relève-
rait la position des nourrices, et diminuerait, d'autre part , les
charges de l'État , puisque les individus, mieux constitués, se-

raient plus valides, partant moins accessibles aux mauvaises passions.

DISCUSSION.

M. FOUCART fait observer que la vaccine n'a pas eu le succès aussi facile que le pense M. Caron. Ce qui a décidé surtout les familles, c'est la formalité qui rend obligatoire le certificat de vaccination pour l'entrée dans les écoles, etc.

M. MATTEI félicite M. Caron du sujet qu'il a choisi ; mais il critique l'opinion de notre collègue, qui semble faire remonter aux premiers mois de l'enfance la cause de toutes les maladies. J'ai observé, tant à la campagne qu'à la ville, la question des enfants, dit M. Mattei, et je n'hésite pas à attribuer à l'hérédité la plus forte part des maladies chroniques. L'enfant du paysan et l'enfant de la ville nourris à la campagne par la même mère, le premier sera toujours plus robuste ; l'affection scrofuleuse joue ici un grand rôle : il faut aussi tenir compte de l'état de grossesse et de l'accouchement, qui exercent une grande influence sur la santé à venir de l'enfant. M. Caron fait la part trop large à la lactation et à l'absence des soins de propreté. Pour la nourriture, je m'explique : l'enfant ne tette pas au delà de ses besoins ; si son estomac est plein, il ne demande plus de nourriture, ou alors il la rejette. A Paris, il y a des mères qui nourrissent au biberon ou qui envoient leur enfant à la campagne. Eh bien, presque tous les enfants nourris à Paris au biberon meurent, quelles que soient les précautions prises. Si, au contraire, les enfants sont envoyés à la campagne, ils peuvent parfaitement s'élever, même avec le lait des animaux. A la campagne, il est vrai, on ajoute au lait de la bouillie, qui aide à soutenir l'enfant, mais que l'on donne toujours trop tôt, à mon avis.

M. BOSSU. Le travail de M. Caron laisse quelques *desiderata*. Je rends justice aux bonnes intentions de l'auteur ; mais, en somme, il paraît se borner à ceci : des mamelles toujours pleines et une bourse *idem*, deux conditions qui ne sont pas toujours faciles à réunir. L'enfant à qui on donne de bon lait vient naturellement bien. Lorsque l'enfant qui vient de teter crie, c'est que le lait est de mauvaise qualité ou que la nourrice n'en a pas assez. On essaye alors de remplacer le lait par la bouillie.

M. FOUCART déclare différer sur plusieurs points de l'opinion de MM. Mattei et Bossu. M. Mattei, dit-il, ne veut pas que l'on donne de bonne heure à manger aux enfants. Je suis d'un avis tout à fait contraire. Lorsqu'un enfant se porte bien, je pense que l'on doit commencer l'alimentation à deux mois et demi ou trois mois ; et ceci n'est pas seulement dans l'intérêt de l'enfant, c'est aussi une mesure de précaution en faveur de la mère. En effet, en la soulageant d'autant, on lui donne le temps de se reposer et de réparer ses forces ; puis, si elle tombe malade et qu'on ne puisse la remplacer par une nourrice, on évite bien des embarras et des ennuis, puisque l'enfant peut à la rigueur se passer du sein, accoutumé qu'il est à une nourriture artificielle. Par alimentation j'entends, au début, une ou deux cuillerées, deux fois par jour, de biscotte ou de pain bouillis dans l'eau pendant longtemps.

MM. Mattei et Bossu pensent qu'un enfant ne tette jamais trop, et qu'on doit lui donner le sein aussi souvent et aussi longtemps qu'il le désire.

M. CARON. Que mes collègues me permettent de leur dire que je suis en complet désaccord avec eux sur ce sujet. La plupart des entérites qui tuent les enfants nouveau-nés viennent de l'abus du sein. Le donner à l'enfant plus souvent que toutes les deux ou trois heures, c'est provoquer, qu'on me passe l'expression, des digestions *subintrantes*, c'est greffer une digestion nouvelle sur une qui n'est pas encore complète, et cela ne peut jamais faire une bonne chose. Croyez-vous qu'un adulte se trouverait bien de manger pendant tout le cours de la journée de demi-heure en demi heure ? Eh bien, il en est de même chez l'enfant. Je dirai plus ; les précautions dont je parle doivent être beaucoup plus sévères encore, car ses organes sont plus délicats. Il est essentiel, à mon avis, de laisser reposer l'estomac, et de ne pas donner à teter à l'enfant plus souvent que toutes les deux heures ; la mère et l'enfant s'en trouvent beaucoup mieux.

Je suis également d'avis de l'accoutumer de bonne heure à rester, pendant la nuit, au moins cinq ou six heures sans rien demander. La chose est facile encore ; l'enfant prend toutes les habitudes que l'on veut bien se donner la peine de lui faire contracter ; c'est l'affaire de huit à dix jours ; il suffit d'y mettre de la persévérance et de le laisser crier ; quand il est fatigué, il se tait. Dans ces circonstances, M. Blache, notre maître à tous quand il s'agit des maladies de l'enfance, a coutumé de conseiller une pratique qui nous a souvent réussi ; lorsque l'enfant se réveille la nuit, dans l'espace de ces cinq ou six heures que nous voulons consacrer au repos complet de la mère ou de la nourrice, et qu'il crie pour avoir le sein, il lui fait donner comme boisson un peu d'eau de graine de lin non sucrée. L'enfant s'en lasse bientôt, cesse de crier, et se rendort.

M. VERGNE. M. Caron n'a pas eu l'intention de faire un traité de nutrition des enfants ; les nourrices et les mères, a-t-il dit, ont à remplir une mission qu'elles ne connaissent pas ; instruisez-les. M. Caron et aussi M. Foucart ont parlé de l'excès de nourriture chez les enfants, je me range à leur opinion, mais je n'ai pas la répulsion de M. Mattei pour le biberon. Le biberon peut vous donner des résultats satisfaisants ; mais veillez à la nature du lait, veillez-y d'autant plus que, même en votre présence, il pourra arriver que la personne qui traie les vaches essaye de vous tromper.

M. CARON. J'ai eu pour but d'être utile, mais court ; j'ai donc dû restreindre mon sujet. M. Mattei croit que je fais dériver toutes les maladies de la lactation ; assurément telle n'a pu être ma pensée ; je suis un des premiers à reconnaître le rôle de l'hérédité. M. Mattei a affirmé aussi que l'enfant ne tette jamais plus qu'il ne faut. Je me joins à mes collègues, MM. Vergne et Foucart, pour protester contre cette affirmation. On a dit trop souvent « bien vomissant, bien venant, » « bien hoquetant, bien venant. » Il est utile, il est indispensable que ces vieux dictons, nés de l'ignorance, cessent d'avoir cours. Ne savez-vous pas comme moi qu'on laisse des enfants au sein toute une nuit ? Cela les amuse, dit-on, cela les distrait et les calme, ils ne tettent pas ;

erreur, l'enfant, collé ainsi au sein sans besoin, suçote et avale, et de cette déglutition incessante viennent les entérites et la mort. Quant à l'hérédité, j'ajouterai un dernier mot : la scrofule et le rachitisme, si souvent héréditaires, peuvent tenir souvent à ce que les parents eux-mêmes ont souffert dès leur naissance dans leur alimentation.

M. MATTEI. Ce n'est pas à la campagne qu'il faut faire le reproche de l'excès du sein ; les nourrices s'y épargnent, et font manger leurs nourrissons. Les enfants tettent trop, dites-vous ; c'est un fait que je ne puis admettre, et vous conviendrez que les enfants ont au moins autant d'instinct que les animaux ; or ceux-ci tettent quand bon leur semble, et ils peuvent suçoter sans inconvénient ; quand après avoir donné le sein l'enfant crie, c'est que le sein n'a pas de lait.

M. MAGNE fait observer que les enfants sont bien inférieurs en instinct aux petits des animaux ; ceux-ci, en effet, à peine sortis du ventre de leur mère, se précipitent sur les mamelles qui doivent les alimenter, et nous savons tous combien parfois on a de difficultés pour faire prendre le sein à un enfant.

M. BOSSU partage l'opinion de M. Caron, qui voit dans la mauvaise alimentation une cause de rachitisme ; mais il se sépare de notre collègue quand celui-ci admet parmi les mêmes causes l'excès de lactation. Le rachitisme vient de la misère, suivant M. Bossu, et non d'un excès de lait.

M. CARON explique que l'usage du sein trop souvent répété ne permet pas de bonnes digestions, et que le trouble aussi répété de ces indigestions produit le même résultat, une nutrition incomplète.

M. VERGNE. Contrairement à M. Bossu, qui admet le laissez-faire alors qu'une nourrice a de bon lait, je réglemente l'alimentation ; moi aussi, j'ai jugé à propos de laisser faire pendant les cinq premières années de ma pratique, et j'ai eu à constater des résultats désastreux ; aujourd'hui, je surveille et réglemente la nutrition, et je n'ai qu'à m'en applaudir.

A la séance suivante, **M. GUERSANT**, à l'occasion du pro-
cès-verbal, revient sur la question de la lactation ; il insiste sur la
nécessité de continuer à. donner le sein aux enfants tant qu'ils n'ont
pas de dénts ; les dents indiquent que l'enfant peut prendre des aliments
solides. Teter trop souvent est nuisible, parce qu'on ne laisse pas à
l'estomac le temps de digérer ; l'excès du lait produit les mêmes inconvénients que l'excès de toute autre alimentation.

M. CARON. Je suis heureux de me trouver d'accord avec **M.** Guersant, qui partage les opinions émises par moi dans la dernière séance.
Mon travail était limité, je me suis borné à émettre des vœux, espérant
qu'ils ne seront pas stériles. Les mères comme les nourrices ne savent
pas nourrir, ce fait est incontestable. Qui doit les diriger, les enseigner ?
le médecin. Or nous savons tous que rarement le médecin est con-
sulté à ce sujet. La lactation est presque toujours laissée au libre
arbitre des parents.

Je reviens à l'accusation qui poursuit l'alimentation artificielle. Le
biberon est un moyen dévastateur, dit-on ; depuis seize ans, j'ai eu
occasion de faire élever sous mes yeux, au biberon, un tiers environ
des enfants auxquels j'ai donné des soins, et je ne sais si l'alimentation artificielle bien réglée n'est pas préférable à la mamelle prodiguée
avec profusion.

Sans doute l'alimentation artificielle a besoin de grandes précautions ;
le lait doit être, autant que possible, de la même vache, toujours à la
même température, et ce n'est pas à Paris que l'on peut se procurer
de bon lait de vache , car ces animaux habitent des étables privées
d'air la plupart du temps et ne connaissent pas les pâturages. Mais si
vous réunissez les conditions d'un bon lait donné toujours à la même
température et à des distances régulières, l'enfant sera dans une situa-
tion bien plus favorable que si vous le livrez à une nourrice de campagne qui, souvent, manque de précaution et n'hésite pas à élever
deux ou trois enfants à la fois. Je suis certain que c'est à la mauvaise
alimentation de la première enfance qu'il faut rapporter la phthisie,
les scrofules, le rachitisme.

M. FOUCART. Je vois que MM. Guersant, Caron et moi professons une opinion contraire à celle de M. Mattei, qui se plaît à reconnaître dans les nourrissons de petits animaux remplis d'instinct ; il faut régler la lactation, et je pense en outre que le sevrage doit se faire de bonne heure, du dixième au douzième mois par exemple. Je me rappelle avoir été appelé, il y a trois ans, pour soigner d'une pneumonie un enfant de trente-trois mois qui tetait encore. Je trouvai un enfant petit, chétif, rabougri, qui semblait avoir peine à vivre. Je profitai des jours de diète que je dus lui imposer pour supprimer la lactation ; dès que la guérison fut obtenue, je modifiai profondément le régime : je prescrivis le sirop d'iodure de fer, l'huile de foie de morue, une alimentation substantielle. En quelques mois, la constitution de l'enfant était changée du tout au tout.

M. BOSSU. Je crois que nous sommes tous à peu près d'accord sur la question de réglementer la lactation ; la légère dissidence qui nous sépare consiste dans une confusion de la pathologie avec l'hygiène. Si l'enfant souffre, si le tube digestif est malade, évidemment l'abus du sein peut devenir contraire ; mais lorsque l'enfant est dans de bonnes conditions, on peut lui abandonner le sein ; une fois rassasié, il s'endormira.

M. VERGNE. Il est bien entendu que même les dissidents partagent cet avis, que la meilleure alimentation consiste dans le lait donné d'une manière réglée par une bonne nourrice bien portante ; cependant je n'exclus pas absolument le biberon ; d'un autre côté, je ne le considère pas comme un mode avantageux d'alimentation ; il offre de graves inconvénients : la falsification du lait notamment me paraît inévitable ; mais, tel qu'il est, ce moyen me semble devoir être accepté quand on ne peut faire autrement.

Je ne partage pas l'opinion de quelques-uns de nos collègues sur les inconvénients de la lactation prolongée ; je pencherais, au contraire, à croire qu'elle rend moins critique la dentition : aussi je laisse volontiers un enfant teter jusqu'à quinze et dix-huit mois.

M. JOSIAS. Je vis dans un milieu où il m'est permis d'observer une

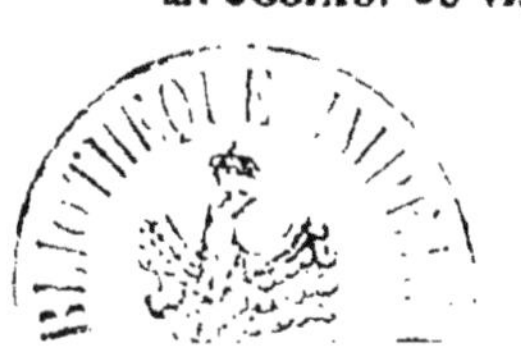

3

grande quantité de nourrices et d'enfants, et de comparer entre elles les deux espèces de nutrition. Le biberon, pour les enfants en nourrice, est funeste ; jamais on ne s'assure de la température du lait. Le sein a bien aussi ses inconvénients, parce que la nourrice, qui n'est pas sous les yeux de la mère, continue toujours à faire teter son propre enfant, et à diminuer ainsi la part de son nourrisson. Il me semble sage de ne pas sevrer les enfants avant que la dentition soit effectuée.

M. MATTEI. Quant à l'allaitement fréquemment répété, M. Bossu et moi paraissons être en désaccord avec nos collègues ; je dis paraissons, je m'explique. L'allaitement répété sans mesure, aussi souvent qu'il plaît à la mère, serait nuisible. Mais l'enfant n'en prend qu'à son aise ; s'il pleure, s'il est malade, il peut suçoter, mais il ne tette pas. C'est ainsi que nous le comprenons ; sans cela, l'allaitement illimité serait déplacé.

Quant à la question de sevrer de bonne heure, je suis, avec M. Guersant, contre M. Foucart ; il faut attendre la première poussée des dents.

Un mot du biberon. J'ai vu, à Paris, des femmes nourrir leurs enfants au biberon ; j'avais conseillé toutes les précautions nécessaires ; pas un de ces enfants n'a vécu. Peut-être à la campagne la nutrition artificielle aurait-elle moins d'inconvénients.

M. FOUCART. Je maintiens mon opinion, et sur la réglementation de la nutrition lactée et sur l'avantage qu'il y a à sevrer l'enfant de bonne heure. L'enfant crie souvent sans être malade, et uniquement pour faire faire sa volonté. Chercher à le calmer avec le sein est une mauvaise méthode ; j'ai à ce sujet mon expérience personnelle. Plus on cède à l'enfant, plus il faudra lui céder plus tard. Il est bien préférable de lui faire prendre, immédiatement après sa naissance, de bonnes habitudes ; celles, par exemple, de ne teter qu'à des heures réglées, de ne pas boire la nuit, de dormir dans son berceau et non sur les genoux ou sur les bras, etc. ; et tout cela est possible, si l'on s'y prend de bonne heure. Pendant les premiers jours, l'enfant crie ; puis il voit qu'on ne cède pas à ses caprices, et il se tait. Pour l'époque du sevrage, la dentition est un guide sûr.

Quand les deux ou trois premières dents sont poussées, le moment de sevrer est arrivé. Ce fait est tellement exact, que vous entendez tous les jours des mères se plaindre de ce qu'elles ne peuvent donner le sein sans être mordues ; la conclusion alors est toute naturelle : et quand je parle d'alimentation, je ne veux pas dire de la bouillie, ou autre substance analogue; j'entends l'alimentation grasse.

Pour moi, le lait est un aliment qui ne convient qu'aux enfants au-dessous d'un an ; une fois cette époque passée, — et déjà j'ai dit que, depuis plusieurs mois, j'avais habitué les enfants à manger du pain ou de la biscotte bouillis dans l'eau ; — une fois cette époque passée, dis-je, j'insiste sur une nourriture grasse, du bouillon, des potages, des jus de viande, toutes choses dont je modère la quantité et la force s'il survient des accidents ; jusqu'à présent, je n'ai eu qu'à me louer des résultats que j'ai obtenus.

M. PICARD. Les cris de l'enfant ne sont presque jamais les cris de la faim; c'est la voix des caprices, et chacun sait que l'enfant qui pousse des gémissements dans son berceau se trouve calmé comme par enchantement si sa mère le prend dans son lit.

M. MAGNE. Mon expérience est entièrement semblable à celle de M. Foucart, pour ce qui concerne l'alimentation de l'enfant. Une seule difficulté paraît diviser ceux de nos collègues qui ont pris part à la discussion. Doit-on sevrer l'enfant à dix, douze, quinze ou dix-huit mois? telle est la question, qui ne me semble pas convenablement posée. Nous savons comment la nature procède pour l'évolution dentaire. Tel enfant, à huit ou neuf mois, aura huit ou neuf dents, tandis que chez tel autre de douze ou quinze mois, le travail de la dentition commencera à peine. Il n'existe donc réellement pas un âge fixe pour le sevrage; mais, en thèse générale, on peut dire qu'un enfant doit être sevré quand une première série de dents s'est manifestée, à cette époque de repos qui sépare toujours de plusieurs semaines le travail d'une nouvelle évolution dentaire.

M. GUERSANT. Je partage entièrement l'avis de M. Magne ; ce n'est pas à tel ou tel âge qu'il convient de sevrer, mais suivant que la dentition est plus ou moins avancée. Je ne vois guère d'inconvénient à ce que la lactation soit longtemps prolongée ; quant au biberon, je lui préférerais encore le sein délicat d'une mère délicate, et je pense qu'il y a toujours avantage à donner à l'enfant le lait de sa mère, ne fût-ce que pendant trois ou quatre mois.

M. VERGNE a eu occasion depuis dix-huit mois d'observer environ vingt-cinq enfants élevés avec le biberon, et une trentaine d'autres nourris par le sein de la mère : il n'a pas remarqué qu'il y eût de notables différences entre les effets de la nutrition naturelle et ceux du biberon.

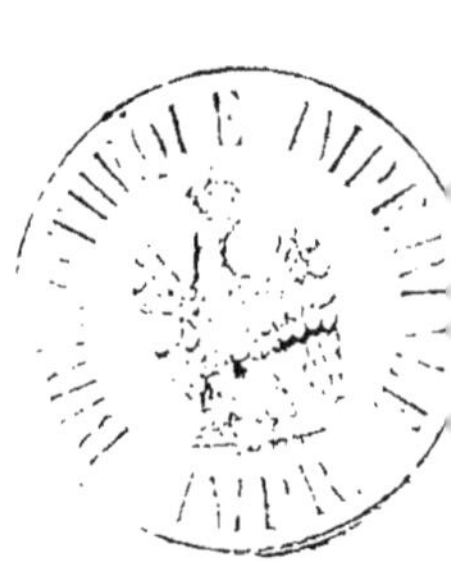

BIBLIOTHEQUE NATIONALE DE FRANCE
3 7511 00173092 1